Zinah Jabbar M. Alrubaye

Correlação entre a resistência à insulina e a gravidez recorrente inexplicada

Zinah Jabbar M. Alrubaye

Correlação entre a resistência à insulina e a gravidez recorrente inexplicada

ScienciaScripts

Imprint

Cover image: www.ingimage.com

This book is a translation from the original published under ISBN 978-3-659-83425-7.

Publisher:
Sciencia Scripts
is a trademark of
Dodo Books Indian Ocean Ltd. and OmniScriptum S.R.L publishing group

120 High Road, East Finchley, London, N2 9ED, United Kingdom
Str. Armeneasca 28/1, office 1, Chisinau MD-2012, Republic of Moldova, Europe
Printed at: see last page
ISBN: 978-620-8-19063-7

DEDICAÇÃO

Ao meu pai e à minha mãe, que são a luz da minha vida.

O meu marido, cujo apoio me dá força.

Aos meus irmãos e irmãs, cuja ajuda me dá esperança.

Aos meus filhos, que tanto amo.

ZINAH

COTAÇÃO

Agradeço a Deus, cuja vontade e orientação me permitiram concluir este trabalho. Estou grato à minha orientadora, Ass. Dr. Milal Mohammad Al-Jeborry, que me supervisionou e orientou neste trabalho desde o início, e pela sua amável cooperação e encorajamento.

Estou também muito grato à Ass. Dr.ª Bushra Al-Rubayee, que me deu valiosos conselhos e orientações.

Estou igualmente grato ao Dr. Ameer Najah que me apoiou neste trabalho, especialmente no que respeita aos resultados estatísticos.

Um grande agradecimento vai também para todos os obstetras e ginecologistas e colegas do Babylon Maternity and Pediatric Teaching Hospital pela sua ajuda e encaminhamento de casos.

Gostaria de expressar a minha mais profunda e sincera gratidão aos enfermeiros e ao pessoal do laboratório que me ajudaram e apoiaram muito na minha investigação.

ABREVIATURAS

ACL	Anticardiolipin
APS	Antiphospholipid syndrome
AS	Asherman's syndrome
B cell	Beta cells
BMI	Body Mass Index
CI	Confidence interval
C peptide	Connecting peptide
FG	Fasting Glucose
FI	Fasting insulin
GLI	Glucagon Peptide 1
HOMA-IR	Homeostasis Model assessment of insulin resistance
HSV	Herpes Simplex Virus
IGFBP-1	Insulin-Like Growth Factor-Binding Protein-1
IgG	Immunoglobulin G
IgM	Immunoglobulin M
Kg	Kilogram
LA	Lupus Anticoagulant
LH	Luteinizing Hormon
M2	Meter Square
MHz	Megahertz
NK	Natural killer
No.	Number

OR	Odd Ratio
P	Probability
PAI-1	Plasminogen Activator Inhibitor-1
PCOS	Polycystic ovarian syndrome
r	Correlation coefficient
RPL	Recurrent pregnancy loss
SD	Standard deviation
X2	Chi square

Resumo

Antecedentes

As pacientes com dois ou mais abortos espontâneos recorrentes são classificadas como tendo perda recorrente da gravidez. Estima-se que a perda recorrente da gravidez (RPL) ocorra em 2% a 4% dos casais em idade reprodutiva. Alguns estudos encontraram uma ligação entre a RPL e a resistência à insulina.

Objetivo

Avaliação da glucose em jejum, insulina em jejum e RI (resistência à insulina) em doentes com perda de gravidez recorrente idiopática.

Conceção e contexto do estudo

Para atingir o objetivo do estudo, foi realizado um estudo caso-controlo. Cem mulheres foram entrevistadas no Babylon Maternity & Paediatric Teaching Hospital entre novembro de 2013 e novembro de 2014.

Doentes e métodos

Foi realizado um estudo caso-controlo em 100 mulheres, 20 das quais com antecedentes de RPL foram excluídas do estudo devido a anticorpos antifosfolípidos positivos, SOP ou causas anatómicas. As restantes 80 mulheres foram divididas em dois grupos: 40 formaram o grupo de casos (com pelo menos duas perdas de gravidez com menos de 24 semanas de gestação e um teste negativo para perdas de gravidez recorrentes) e as outras 40 formaram o grupo de controlo (com pelo menos um nascimento vivo, sem perdas de gravidez).

A GJ (glicose em jejum) e a IF (insulina em jejum) foram determinadas em todas as mulheres. A RI (resistência à insulina) foi avaliada utilizando o índice HOMA-IR (Homeostasis Model Assessment of Insulin Resistance).

Resultados

Neste estudo, não há diferença significativa na percentagem de idade entre o grupo de casos e o grupo de controlo, (50,0%) dos casos tinham entre (20-30) anos de idade. Existe uma diferença significativa no IMC (índice de massa corporal) entre os grupos de casos e de controlo. Os doentes com RPL têm (8) vezes mais probabilidades de serem obesos. O nível de insulina em jejum é (4) vezes mais elevado no grupo de casos e o valor HOMA-IR é significativamente mais elevado no grupo de casos. Os doentes com RPL têm 30 vezes mais probabilidades de ter um HOMA-IR grave ($p \leq 0{,}05$).

Conclusões

Nas mulheres com perda de gravidez recorrente idiopática, o FI e o IR são mais elevados do que nas mulheres sem perda de gravidez espontânea.
Existe uma correlação entre as doentes com perda de gravidez recorrente idiopática e a obesidade, com o valor de HOMA-IR a aumentar significativamente com o aumento do IMC.

CAPÍTULO 1

INTRODUÇÃO

Aborto espontâneo

Um aborto espontâneo é a perda espontânea de um feto antes da 20ª semana de gravidez.[1]

Um aborto espontâneo também pode ser designado por "aborto espontâneo". Este termo refere-se a acontecimentos que ocorrem naturalmente e não a abortos médicos ou cirúrgicos. A maioria dos abortos espontâneos ocorre no primeiro trimestre de gravidez, entre a 7ª e a 12ª semana.[1]

A Organização Mundial de Saúde define-a como a expulsão ou extração de um embrião ou feto com peso inferior a 500 g (geralmente correspondente a uma idade gestacional inferior a 22 semanas).[2]

O Royal College of Obstetricians and Gynaecologists define um aborto espontâneo como a perda espontânea de uma gravidez antes de ser atingida a viabilidade (desde o momento da conceção até às 24 semanas de gestação).[3]

Epidemiologia

Não é possível determinar a prevalência exacta de abortos espontâneos, uma vez que um grande número de abortos espontâneos ocorre antes de a gravidez ser detectada e antes de as mulheres saberem que estão grávidas.[4]

[5]A prevalência de abortos espontâneos aumenta com a idade da mãe e do pai.[4,6] Para as mulheres que sabem que estão grávidas, a taxa de aborto espontâneo é de cerca de 15-20%.[7]

Etiologia e factores de risco

É comum classificar as causas do aborto como se segue:[8]

- Causas fetais:
  - Anomalias cromossómicas, tais como: (aneuploide, euploide).
  - Degeneração hidrópica das vilosidades.
  - Gravidez múltipla.
- Causas maternas:

· Infecções maternas, tais como: Infecções por TORCH, malária, ureoplasma, clamídia, brucela, espiroquetas.

· Condições médicas maternas, tais como: Hipertensão, doença renal crónica, doença cardíaca cianótica, hemoglobinopatias.

· Causas ambientais, tais como: álcool, cafeína, exposição a radiações (> 5 rad) e gases anestésicos.

· Problemas endócrinos, tais como: perturbações da fase lútea (deficiência de progesterona), anomalias da tiroide (hipotiroidismo), diabetes mellitus mal controlada, PCOD.

· Causas imunológicas, tais como: Síndrome do anticorpo antifosfolípido, trombofilia hereditária.

· Causas uterinas, tais como: Insuficiência cervical, anomalias mullerianas, leiomiomas submucosos grandes e múltiplos, síndrome de Asherman, exposição ao DES no útero.

· Outros: Traumatismo, hematoma subcoriónico, placentação defeituosa.

Abortos espontâneos repetidos

O Royal College of Obstetricians and Gynaecologists define o aborto recorrente como a perda de três ou mais gravidezes consecutivas antes da viabilidade. [9]O termo inclui, portanto, todas as perdas de gravidez desde o momento da conceção até às 24 semanas de gestação. Alguns investigadores consideram que as mulheres com duas perdas consecutivas são abortos de repetição, uma vez que foi demonstrado que duas perdas aumentam a probabilidade de uma gravidez subsequente terminar em aborto.[10]

Epidemiologia

Cerca de 15% de todas as gravidezes visualizadas por ecografia podem terminar em perda de gravidez.[11]

Três ou mais abortos espontâneos ocorrem em 1-2% das mulheres em idade fértil, dois ou mais abortos espontâneos em cerca de 5%. Apesar dos exames exaustivos efectuados em mulheres com três ou mais abortos espontâneos, a causa da perda recorrente da gravidez permanece desconhecida em cerca de 50% dos casos.[12]

O aumento da idade da mãe está associado a abortos espontâneos. Isto deve-se ao facto de, à medida que a mãe envelhece, tanto o número como a qualidade dos restantes óvulos diminuírem.

Um número crescente de abortos anteriores também tem um efeito negativo no risco de um futuro aborto. Um historial de nados-vivos seguido de abortos sucessivos não reduz significativamente o risco de novos abortos.[12]

O baixo peso e a obesidade estão associados a abortos espontâneos recorrentes.[13]

A etiologia

As causas dos abortos espontâneos recorrentes podem ser divididas nas seguintes categorias

Categorias: (Fig.1).

Inexplicável

Genética

Anatomia

Imunológico

Trombofilia

Endocrinológico

Infecioso

Ambiente.

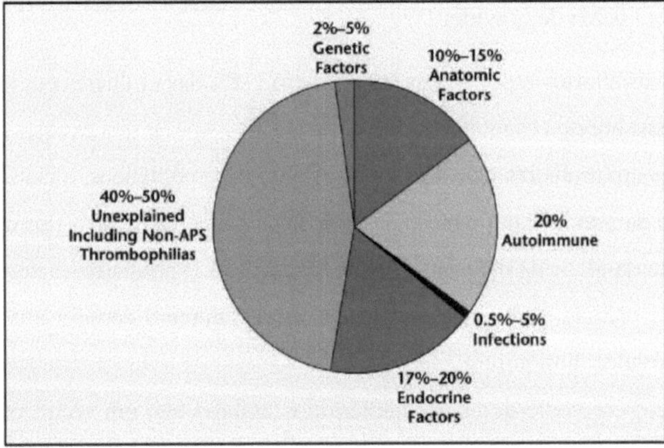

Figura 1: Etiologia da perda recorrente da gravidez.[14]

Não resolvido

Em mais de metade das doentes com abortos espontâneos recorrentes, não são encontradas causas ou correlações e estas doentes pertencem à categoria de abortos espontâneos inexplicáveis ou idiopáticos.[15] No entanto, têm um excelente prognóstico. Até 75% delas conseguem um nascimento com vida bem sucedido em futuras gravidezes se receberem apenas cuidados de apoio (com ecografias regulares para confirmação) e apoio psicológico numa Unidade de

Avaliação da Gravidez Precoce (EPAU) especializada.[16]

Genética

Anomalias cromossómicas parentais

Estas representam cerca de 3 a 5 % das doentes com abortos espontâneos recorrentes e, na maioria dos casos, são translocações recíprocas equilibradas ou translocações Robertsonianas. [17]A translocação Robertsoniana é uma forma comum de rearranjo cromossómico que afecta os cromossomas 13, 14, 15, 21 ou 22. É equilibrada e não conduz a um excesso ou défice de material genético, pelo que não causa quaisquer problemas de saúde. Se forem detectadas estas anomalias, está indicada a consulta de um geneticista clínico. As doentes com uma translocação desequilibrada têm uma probabilidade de 5% a 10% de ter um filho com deficiências durante a gravidez, pelo que são elegíveis para diagnóstico pré-natal. No entanto, as doentes com uma translocação equilibrada têm 50 a 70% de hipóteses de ter um nado-vivo saudável se forem acompanhadas de perto, rastreadas para outras causas tratáveis e receberem cuidados de apoio.[18]

Anomalias cromossómicas do feto

Esta é a causa mais comum de aborto espontâneo. [19]É responsável por até 70 % dos abortos precoces, mas apenas 20 % dos abortos que ocorrem entre a 13ª e a 20ª semana. Os defeitos são geralmente trissomia, poliploidia ou monossomia. O risco de ter um feto com uma anomalia cromossómica é maior em mães com mais de 35 anos, confirmando a ligação entre o aumento da idade materna e a aneuploidia. No entanto, o mecanismo subjacente não é claro.[17] No contexto de abortos espontâneos recorrentes, a frequência de anomalias cromossómicas fetais diminui significativamente com o aumento do número de abortos espontâneos anteriores.[20] Assim, um cariótipo fetal anormal num aborto espontâneo é um importante fator de prognóstico e sugere um resultado de sucesso de cerca de 75% na gravidez seguinte.[19,20]

Outras causas genéticas

Anomalias genéticas moleculares, como a inativação do cromossoma X gravemente distorcido, foram citadas em alguns pequenos estudos como uma possível causa de abortos espontâneos recorrentes. No entanto, estudos maiores e mais recentes não confirmaram esta ligação.[21]

A inativação do cromossoma X oblíquo, definida como a inativação preferencial de um dos dois cromossomas X nas células femininas, está aumentada em mulheres com perdas recorrentes de gravidez.[22]

Etiologias anatómicas

As anomalias anatómicas são responsáveis por 10 a 15 % dos casos de RPL e são

Acredita-se geralmente que os abortos espontâneos são causados por uma interrupção do fornecimento vascular ao endométrio, resultando numa placentação anormal e inadequada. Por conseguinte, todas as anomalias que possam interromper o fornecimento vascular ao endométrio são consideradas causas potenciais de RPL. Estas incluem anomalias uterinas congénitas, aderências intra-uterinas e miomas ou pólipos uterinos. Embora estejam mais frequentemente associadas a perdas no segundo trimestre ou a trabalho de parto pré-termo, as anomalias uterinas congénitas também desempenham um papel na RPL. O septo uterino é a anomalia uterina congénita mais fortemente associada à RPL, com um risco de perda espontânea da gravidez de até 76% nas doentes afectadas. Outras anomalias uterinas müllerianas, como o útero unicornuado, didelfo e bidentado, têm sido associadas a um menor aumento do risco de RPL. O papel do útero arqueado no desenvolvimento da RPL não é claro.(23)

A prevalência de anomalias uterinas, como um útero septado, bicúspide ou arqueado, é de 5,5% na população em geral e parece ser maior em pacientes com história de aborto espontâneo (13,3%).(24)

Incompetência cervical

A incompetência cervical é definida como a incapacidade do colo do útero para manter uma gravidez devido a um defeito funcional ou estrutural na ausência de contracções ou de trabalho de parto. É uma causa reconhecida de aborto tardio, mas a incidência real é desconhecida. Estudos epidemiológicos sugerem uma incidência aproximada de 0,5% na população obstétrica em geral e de 8% em mulheres com história de abortos anteriores no meio do trimestre.(25)

Embora em alguns casos exista incompetência mecânica (por exemplo, colo do útero hipoplásico congénito, cirurgia cervical prévia ou traumatismo grave), muitas mulheres com um diagnóstico clínico de incompetência cervical têm uma anatomia cervical normal. O colo do útero é a principal barreira mecânica que separa a gravidez da flora bacteriana da vagina. Muitas pacientes que apresentam dilatação cervical assintomática a meio do trimestre também têm sinais de infeção intra-uterina subclínica. Não é claro se esta elevada taxa de invasão microbiana é o resultado ou a causa da dilatação cervical prematura.[26]

Anomalia anatómica adquirida Aderências intra-uterinas

A síndrome de Asherman (SA) ou síndrome de Fritsch é uma doença caracterizada por aderências e/ou fibrose do endométrio, normalmente associada à dilatação e curetagem da cavidade uterina. As aderências intra-uterinas devem-se normalmente a um traumatismo intrauterino associado a uma cirurgia, embora a infeção possa também desempenhar um papel secundário.[8]
[8]Aproximadamente 90% dos casos de doença de aderência intra-uterina grave estão associados a curetagem uterina por complicações da gravidez, tais como aborto espontâneo falhado ou incompleto, HPP (hemorragia pós-parto) ou retenção de restos placentários. A prevalência de EA na população em geral encontra-se em 1,5% das mulheres submetidas a histerossalpingografia HSG e entre 5 e 39% das mulheres com abortos espontâneos recorrentes. Após um aborto espontâneo, a prevalência de EA é estimada numa revisão em cerca de 20%.[27]

Leiomiomas do útero (miomas)

Estes tumores comuns são clinicamente detectáveis em 20% das mulheres em idade fértil e podem estar presentes em até 70% dos úteros removidos durante uma histerectomia. A sua incidência é mais elevada nas mulheres de origem afro-caribenha. A incidência diminui com a utilização prolongada da pílula contraceptiva e com o aumento do número de gravidezes de termo.[28]

Os miomas são constituídos por diferentes proporções de músculo liso e fibroblastos, podem ocorrer isoladamente ou várias vezes e podem ser encontrados em qualquer parte do útero.[28]

A localização, o tamanho e o número de fibromas não têm influência significativa na taxa de gravidez pós-operatória, mas a taxa de gravidez é mais baixa com fibromas maiores na área submucosa.[11]

Lesões intramurais de grandes dimensões que comprimem a cavidade uterina e prejudicam o fornecimento de sangue ao local de implantação também podem levar à perda precoce da gravidez.(11)

Factores imunológicos

Presume-se que os mecanismos imunológicos desempenham um papel no sucesso da gravidez, uma vez que o sistema imunitário da mãe interage com o embrião alogénico e diferente.(29)

Anticorpos antitiroideus

A presença de anticorpos antitiroideus tem sido associada a uma maior taxa de perda de gravidez, sendo os mecanismos subjacentes uma doença autoimune ou uma insuficiência tiroideia ligeira.(29)

Células assassinas naturais

Outro fator imunológico interessante são as células assassinas naturais, que podem ser encontradas no sangue periférico ou no endométrio. Tanto as células NK periféricas como as uterinas têm sido associadas a abortos recorrentes. No entanto, o papel e a função exactos das células NK no aborto recorrente são ainda muito controversos, e o valor prognóstico do aumento do número ou da função destas células é incerto.(30)

Factores protrombóticos

Síndrome do anticorpo antifosfolípido-lípido

A síndrome do anticorpo antifosfolípido (SAF) encontra-se em cerca de 15%

das doentes com abortos espontâneos recorrentes.[31] O rastreio da SAF é recomendado para todas as mulheres com abortos recorrentes, uma vez que podem beneficiar de tratamento.[32] O diagnóstico é efectuado quando pelo menos um componente dos critérios clínicos e laboratoriais é cumprido.

A componente clínica inclui:

Trombose vascular (arterial ou venosa) em qualquer tecido ou órgão,

Três ou mais abortos espontâneos consecutivos antes da 10.ª semana de gravidez, uma ou mais mortes inexplicáveis de um feto morfologicamente normal na 10.ª semana de gravidez ou mais, um ou mais nascimentos prematuros de um feto morfologicamente normal antes da 34.ª semana de gravidez em conjunto com pré-eclâmpsia grave ou insuficiência placentária.

A parte laboratorial inclui:

Títulos médios ou elevados de anticorpos IgG e/ou IgM anticardiolipina (aCL), presença de um anticoagulante lúpico (LA), títulos elevados de anticorpos IgG e/ou IgM anti-beta-2 glicoproteína 1, todos estes componentes laboratoriais em 2 ou mais testes com um intervalo mínimo de 12 semanas.[33]

Defeitos trombofílicos

Os defeitos trombofílicos hereditários, como a mutação do fator V de Leiden (FVL), a resistência à proteína C activada (adquirida ou congénita devido à mutação do FVL), a mutação G20210A da protrombina, a deficiência das proteínas S e C, a deficiência de antitrombina III e a hiper-homocisteinemia predispõem os doentes a eventos tromboembólicos. Isto poderia explicar em parte a associação de alguns destes defeitos com abortos espontâneos recorrentes.[34] Embora existam poucos estudos sobre os resultados da gravidez de trombofilias individuais devido à raridade destas doenças, uma meta-análise concluiu que a mutação do gene FVL (que está associada à resistência à proteína C activada) e a mutação do gene da protrombina estão associadas a abortos recorrentes e a resultados de gravidez desfavoráveis. Estes riscos são mais elevados nas doentes que são portadoras de mais do que um defeito trombofílico.[34] No entanto, existe controvérsia sobre o tratamento destes defeitos trombofílicos associados a abortos espontâneos recorrentes e não é claro se todas as mulheres com abortos espontâneos recorrentes devem ser submetidas a um rastreio de trombofilia.[32]

Factores endocrinológicos

Síndrome dos ovários poliquísticos

A SOP é a doença endócrina mais comum nas mulheres, com uma prevalência entre 6% e 15% (utilizando os critérios mais amplos de Roterdão).[35]

Embora existam várias definições de SOP, o Consenso de Roterdão é a definição mais amplamente aceite na Europa, na Ásia e na Austrália, tendo sido utilizada para esta diretriz. Incorpora a definição do National Institutes of Health, que geralmente descreve mulheres com uma forma mais grave de SOP e requer a presença de hiperandrogenismo e oligo-/novulação. Os critérios de Roterdão requerem a presença de dois dos seguintes critérios: Oligo-/novulação, hiperandrogenismo ou ovários policísticos na ecografia.[36]

Os mecanismos que levam à perda de gravidez em doentes com SOP incluem a obesidade, a hiperinsulinemia, a IR, a hiperandrogenemia, a fraca recetividade endometrial e níveis elevados de LH.[37] A resistência à insulina e a hiperinsulinémia são consideradas uma causa potencial da elevada taxa de perda de gravidez em doentes com SOP e estão associadas às anomalias metabólicas e endócrinas associadas à fisiopatologia da perda de gravidez recorrente.[38]

Problemas na fase lútea

Estas perturbações são diagnosticadas quando os níveis de progesterona são baixos e a data histológica do revestimento uterino apresenta um atraso de 2 ou mais dias em relação à data da menstruação em pelo menos 2 ciclos menstruais. A relação entre os problemas da fase lútea e os abortos espontâneos recorrentes é controversa, mas pensa-se que esteja relacionada com uma produção reduzida de progesterona pelo corpo lúteo, com uma secreção anormal de LH ou com uma resposta endometrial deficiente à progesterona disponível.

Na hiperprolactinemia, o papel do aumento dos níveis de prolactina nos abortos espontâneos recorrentes é controverso.(29)

Doenças da tiroide não diagnosticadas e não tratadas

Estas perturbações estão associadas a abortos espontâneos, mas quando as mulheres são tratadas com uma tiroide eutiroideia, as perturbações da tiroide não são factores de risco para abortos espontâneos recorrentes e estas gravidezes podem terminar com complicações mínimas.(39)

Diabetes mellitus

Sabe-se que a diabetes mellitus não controlada pode causar abortos espontâneos e malformações congénitas. Embora a diabetes em si seja uma causa reconhecida de RPL, as mulheres diabéticas com RPL podem também ter uma maior resistência à insulina do que as mulheres diabéticas sem abortos.(29)

Factores infecciosos

As infecções graves têm sido associadas a abortos espontâneos. No entanto, para que uma infeção seja considerada uma causa de aborto recorrente, a bactéria ou o vírus deve persistir no trato genital para levar ao desenvolvimento de um estado de portador infecioso ou ser capaz de causar repetidamente a infeção da placenta.[16]

Não há provas de que outras infecções bacterianas ou virais, como a clamídia, o ureaplasma, o micoplasma, o CMV (citomegalovírus), os vírus adeno-associados, o HPV (papilomavírus humano), a toxoplasmose, a rubéola, os vírus do herpes e a listeria estejam associados a abortos recorrentes no primeiro trimestre. Não se sabe se as portadoras de HSV são mais propensas a abortos recorrentes.[40]

Factores ambientais

Produtos químicos

Existe a preocupação de que as substâncias químicas presentes no ambiente ou ingeridas possam contribuir para abortos espontâneos recorrentes. No entanto, é difícil ser exato quanto aos efeitos destas substâncias químicas na reprodução, uma vez que as provas não estão imediatamente disponíveis. O potencial de uma substância química ambiental para provocar um aborto depende também do tipo e da duração da exposição, do grau de penetração da substância química na circulação fetal, da idade gestacional no momento da exposição e de outros factores relacionados com a gravidez, como a presença de perturbações médicas. É evidente que os metais pesados (por exemplo, chumbo e mercúrio), os solventes orgânicos, as radiações ionizantes e os medicamentos teratogénicos são toxinas e que a exposição pode contribuir para a perda da gravidez. Se se suspeitar que a exposição a estes riscos profissionais foi a causa de um aborto espontâneo, deve ser evitado, se possível, um novo contacto para prevenir outro aborto espontâneo.[41]

Álcool e tabaco

O álcool é um teratógeno que pode levar à síndrome alcoólica fetal e existe uma relação dose-resposta: não existe uma quantidade de álcool considerada segura na gravidez e mesmo um consumo moderado de álcool pode levar a um aborto espontâneo. Do mesmo modo, muitos estudos encontraram uma relação dose-dependente entre abortos espontâneos e tabagismo. Infelizmente, é difícil verificar a exatidão dos relatórios sobre o tabagismo com medições bioquímicas do tabaco.[41]

Outros factores

A relação não é tão clara com a cafeína.

Os diagnósticos por raios X, as viagens de avião, os exames de ultra-sons e os cosméticos, como vernizes para as unhas e tintas para o cabelo, não são suspeitos de causar abortos recorrentes.[41]

Insulina

A insulina é uma hormona polipeptídica que contém duas cadeias de aminoácidos ligadas por pontes dissulfureto e é segregada pelas células beta dos ilhéus de Langerhans no pâncreas. [42]Tem uma função importante na regulação do metabolismo intermédio dos hidratos de carbono, proteínas e gorduras. A insulina tem um efeito anabólico e aumenta o armazenamento de glicose, ácidos gordos e aminoácidos. O excesso de insulina provoca hipoglicémia, que leva a convulsões e ao coma. Uma deficiência absoluta ou relativa de insulina leva à diabetes mellitus (aumento crónico do açúcar no sangue), uma doença complexa e debilitante que é fatal se não for tratada.[42]

BIOSSÍNTESE E SECREÇÃO

A insulina é sintetizada no retículo endoplasmático rugoso das células B. Em seguida, é transportada para o aparelho de Golgi, onde é embalada em grânulos ligados à membrana. Estes grânulos deslocam-se para a membrana plasmática através de um processo que envolve microtúbulos e o seu conteúdo é expelido por exocitose.

A insulina atravessa então a lâmina basal da célula B e um capilar vizinho, bem como o endotélio fenestrado do capilar para entrar na corrente sanguínea.

Tal como outras hormonas polipeptídicas e proteínas relacionadas que entram no retículo endoplasmático, a insulina é sintetizada como parte de uma pré-prohormona maior. O gene para

Nos seres humanos, a insulina está localizada no braço curto do cromossoma 11 e tem dois intrões e três exões.[42]

Um péptido sinalizador de 23 aminoácidos é removido da pré-proinsulina quando esta entra no retículo endoplasmático. O resto da molécula é então dobrada e as ligações dissulfureto são formadas para produzir proinsulina. O segmento peptídico que liga as cadeias A e B, o peptídeo de ligação (peptídeo C), facilita a dobragem e é depois destacado nos grânulos antes da secreção. Duas proteases estão envolvidas no processamento da pró-insulina; até à data, não se conhece qualquer outra atividade fisiológica. Normalmente, o produto libertado pelas células B consiste em 90-97% de insulina e quantidades equimolares de péptido

C. O restante é principalmente pró-insulina. O restante é principalmente pró-insulina. O péptido C pode ser medido por radioimunoensaio e o seu nível no sangue fornece um índice da função das células B em doentes que recebem insulina exógena.[42]

METABOLISMO

A semi-vida da insulina na corrente sanguínea humana é de cerca de 5 minutos. A insulina liga-se aos receptores de insulina e parte dela é internalizada. É destruída por proteases nos endossomas formados pelo processo endocitótico.[42]

EFEITOS DA INSULINA

Os efeitos fisiológicos da insulina são de grande alcance e complexos. O mais conhecido é o efeito de redução do açúcar no sangue, mas existem outros efeitos no transporte de aminoácidos e electrólitos, em muitas enzimas e no crescimento. O efeito líquido da hormona é o armazenamento de hidratos de carbono, proteínas e gorduras. [42]Os efeitos da insulina no tecido adiposo, no músculo esquelético, cardíaco e liso, bem como no fígado, estão resumidos no quadro (2).

Tabela (1): Efeitos mais importantes da insulina.[42]

Rapid (seconds)	Intermediate (minutes)	Delayed (hours)
Increased transport of glucose, amino acids, and K+ into insulin-sensitive cells	Stimulation of protein synthesis Inhibition of protein degradation Activation of glycolytic enzymes and glycogen synthase Inhibition of phosphorylase and gluconeogenic enzymes	Increase in mRNAs for lipogenic and other enzymes

Glicose

A glicose é um hidrato de carbono e o açúcar simples mais importante no metabolismo humano. A glucose é designada por açúcar simples ou monossacárido porque é uma das unidades mais pequenas que apresenta as caraterísticas desta classe de hidratos de carbono. Por vezes, a glucose é também designada por dextrose.[(43)]

Resistência à insulina

A resistência à insulina é uma condição em que uma determinada concentração de insulina tem um efeito biológico inferior ao esperado. A insulinorresistência grave foi também arbitrariamente definida como a necessidade de 200 ou mais unidades de insulina por dia para atingir o controlo glicémico e evitar a cetose.[(44)] As síndromes de resistência à insulina formam um amplo espetro clínico que inclui a obesidade, a intolerância à glicose, a diabetes e a síndrome metabólica, bem como um estado de extrema resistência à insulina. Muitas destas doenças estão associadas a várias condições endócrinas, metabólicas e genéticas. Estas síndromes podem também estar associadas a doenças imunológicas e têm caraterísticas fenotípicas diferentes.[(44)]

A síndrome metabólica, uma condição de resistência à insulina também conhecida como síndrome X ou síndrome dismetabólica, tem atraído a maior atenção

devido à sua importância para a saúde pública.

Na prática clínica, não é utilizado um único teste laboratorial para diagnosticar a síndrome de resistência à insulina. O diagnóstico baseia-se em achados clínicos, que são confirmados por análises laboratoriais. Os doentes individuais são investigados com base na presença de comorbilidades.[(44)]

Fisiopatologia

Podem ser observadas várias entidades clínicas desta condição na resistência à insulina. A heterogeneidade clínica pode ser explicada, pelo menos em parte, por uma base bioquímica. A insulina liga-se e actua principalmente através do recetor de insulina e também actua através do recetor do fator de crescimento semelhante à insulina 1 (IGF-1); os efeitos celulares da insulina incluem uma variedade de efeitos nas vias de sinalização pós-recetor nas células alvo. A subunidade b do recetor de insulina é uma tirosina quinase que é activada quando a insulina se liga à subunidade a; a atividade da quinase autofosforila e medeia vários efeitos da insulina. A concentração ou afinidade da insulina é regulada pelo nível de insulina circundante, por várias condições fisiológicas e relacionadas com doenças e por fármacos.

A sensibilidade e a secreção de insulina estão inter-relacionadas; por exemplo, a resistência à insulina leva a um aumento da secreção de insulina para manter a homeostase normal da glicose e dos lípidos.[44] A relação matemática entre a sensibilidade e a secreção é curvilínea ou hiperbólica. Pensa-se que vários mediadores enviam sinais ao pâncreas

Tabela (2) Efeitos da insulina em vários tecidos.[42]

Adipose tissue

Increased glucose entry
Increased fatty acid synthesis
Increased glycerol phosphate synthesis
Increased triglyceride deposition
Activation of lipoprotein lipase
Inhibition of hormone-sensitive lipase
Increased K+ uptake

Muscle

Increased glucose entry
Increased glycogen synthesis
Increased amino acid uptake
Increased protein synthesis in ribosomes
Decreased protein catabolism
Decreased release of gluconeogenic amino acids
Increased ketone uptake
Increased K+ uptake

Liver

Decreased ketogenesis
Increased protein synthesis
Increased lipid synthesis
Decreased glucose output due to decreased gluconeogenesis, increased glycogen synthesis, and increased glycolysis

General

Increased cell growth

Se os sinais ou as células B não se adaptarem adequadamente à sensibilidade à insulina, isto leva a níveis inadequados de insulina, glicemia de jejum diminuída (IFG), tolerância à glicose diminuída (IGT) e diabetes tipo 2. [44]

Estes potenciais mediadores de sinalização incluem a glicose, os ácidos gordos livres, os nervos autónomos, as hormonas derivadas da gordura (por exemplo, a adiponectina) e a hormona intestinal glucagon-like peptide 1 (GLP-1). O GLP-1 é uma hormona incretina que estimula a secreção de insulina, desencadeia a mitose das células B e inibe simultaneamente a apoptose, inibe a secreção de glucagon e atrasa o esvaziamento gástrico, o que tem um efeito antidiabético global.

Os mecanismos responsáveis pelas síndromes de resistência à insulina incluem defeitos genéticos ou das células-alvo primárias, auto-anticorpos contra a insulina e degradação acelerada da insulina. Uma vez que o metabolismo da glicose e dos lípidos depende em grande parte das mitocôndrias para gerar energia nas células, a disfunção mitocondrial pode desempenhar um papel importante no desenvolvimento da resistência à insulina e das complicações associadas.[45]

A obesidade, a causa mais comum de resistência à insulina, está associada a um número reduzido de receptores e a uma falta de ativação da tirosina quinase pelos receptores. Embora a obesidade e a resistência à insulina estejam relacionadas, não são necessariamente sinónimas, e ambas podem contribuir, independentemente e de formas diferentes, para aumentar o risco de doença cardiovascular.[46]

A resistência à insulina desempenha um papel patogénico importante no desenvolvimento da síndrome metabólica, que pode incluir alguns ou todos os seguintes aspectos:

- Hiperinsulinémia.
- Diabetes de tipo 2 ou intolerância à glucose.
- Obesidade central.
- Tensão arterial elevada.
- Dislipidemia, que inclui um nível elevado de triglicéridos. Baixo nível de HDL-C (Lipoproteína C de Alta Densidade) e níveis elevados de partículas de Lipoproteína de Baixa Densidade (LDL).
- Hipercoagulabilidade, caracterizada por um aumento do nível do inibidor do ativador do plasminogénio-1 (PAI-1).[47]

A IR é uma doença em que a eficácia da insulina na promoção da absorção e utilização da glucose pelos órgãos, tecidos e células é inferior ao normal. Os indivíduos com IR têm níveis de glucose normais ou elevados e níveis de insulina superiores ou inferiores aos normais.[48]

A relação entre a perda recorrente da gravidez e a IR é difícil de explicar.

A resistência à insulina é muitas vezes acompanhada por um estado de hipercoagulabilidade (diminuição da fibrinólise) e aumento dos níveis de citocinas inflamatórias.[49] Foi demonstrado que a resistência à insulina leva a um aumento da expressão do PAI-1. Sabe-se que a atividade do PAI-1 aumenta os níveis séricos de insulina e provoca um estado hipofibrinolítico. Isto cria um ambiente trombótico na interface materno-fetal com um elevado risco de aborto espontâneo. Sabe-se que a resistência à insulina desempenha um papel crucial no excesso de androgénios nos ovários e, por conseguinte, poderia favorecer o aborto espontâneo através do aumento das concentrações de testosterona em circulação.(50)

A expressão da glicodelina e da IGFBP1 (insulin-like growth fator-binding protein 1) é reduzida pela hiperinsulinemia no local de implantação.(38) A glicodelina desempenha um papel imunológico ao inibir a resposta endometrial ao embrião, enquanto a IGFBP1 facilita o processo de adesão do blastocisto à interface feto-materna.(51)

Existem estudos que sugerem que a hiperinsulinémia e/ou as síndromes IR podem ter vários efeitos metabólicos prejudiciais, incluindo um aumento da hiper-homocisteinémia plasmática. (52)A homocisteinemia elevada pode afetar a gravidez, prejudicando o fluxo sanguíneo endometrial e a integridade vascular; aumenta o stress oxidativo no endotélio vascular, ativa as plaquetas e tem demonstrado aumentar a probabilidade de perda precoce da gravidez.(53)

OBJECTIVO DO ESTUDO

Objetivo do estudo

Avaliação da glucose em jejum, insulina em jejum e RI (resistência à insulina) em doentes com perda de gravidez recorrente idiopática.

CAPÍTULO 2 DOENTES E MÉTODOS

Doentes e métodos:

Conceção e ambiente do estudo

O estudo foi realizado como um estudo prospetivo de caso-controlo no Departamento de Obstetrícia e Ginecologia do Babylon Maternity and Pediatric Teaching Hospital durante o período de (novembro de 2013 a novembro de 2014); após aprovação pelo Conselho Iraquiano de Especialização Médica.

Critérios de inclusão:

incluía dois grupos:

Primeiro grupo: As doentes com duas ou mais perdas de gravidez consecutivas durante o primeiro ou segundo trimestre de gravidez (menos de 24 semanas de gestação) foram incluídas no grupo de casos. Todas as perdas de gravidez foram documentadas por ecografia ou exame histológico após curetagem uterina.

Segundo grupo: As mulheres sem perda de gravidez, mas com pelo menos um nado-vivo, foram incluídas no grupo de controlo.

Critérios de exclusão:

- Diabetes mellitus .
- O estatuto de SOP foi determinado com base nos critérios revistos de Roterdão: (1) oligo- e/ou anovulação, (2) sinais clínicos e/ou bioquímicos de hiperandrogenismo e (3) ovários policísticos na ecografia.
- Hiperplasia adrenal congénita.
- Tumores secretores de androgénio.

- Síndroma de Cushing.
- Gravidez atual.

Doentes

Foi incluído um total de (100) mulheres neste estudo, das quais 20 com RPL foram excluídas do estudo devido a anticorpos antifosfolípidos positivos, SOP ou causas anatómicas. 80 mulheres foram divididas em dois grupos: 40 constituíram o grupo de casos, com idades compreendidas entre os 19 e os 39 anos, e as outras 40 serviram de grupo de controlo com idades compreendidas entre os 18 e os 41 anos. Todos os participantes foram encaminhados para a consulta externa e para o serviço de urgência do Babylon Maternity and Paediatric Teaching Hospital. Ambos os grupos foram submetidos a um historial detalhado e a um exame físico completo, tendo os participantes dado o seu consentimento verbal após uma explicação do estudo e dos testes. **Métodos**:

- **História clínica detalhada:** idade, idade gestacional, paridade, antecedentes médicos, antecedentes familiares, antecedentes obstétricos (idade gestacional, tipo de aborto e métodos de aborto), antecedentes menstruais, antecedentes de anomalias congénitas , etc.
- **Medição antropométrica:**
  - Altura do corpo: A altura em pé é medida da cabeça aos calcanhares do participante.
  - Peso: Foi utilizada uma balança digital portátil para medir o peso dos participantes em quilogramas.
  - IMC: foi calculado de acordo com a seguinte fórmula:

IMC = peso corporal em (kg) / altura $(m)^2$

Baixo peso: IMC inferior a 18,5 Peso saudável: IMC entre 18,5 e 24,9 Excesso de peso: IMC entre 25 e 29,9

Obeso: IMC igual ou superior a 30.[(54)]

- **Análise ao sangue:**

As análises sanguíneas seguintes foram efectuadas em doentes com perdas de gravidez recorrentes.

- Grupo sanguíneo, fator rhesus e hemograma completo.
- Teste da função tiroideia (TSH, FT4), se clinicamente indicado.
- Rastreio de mutações trombofílicas genéticas através das proteínas C e S.
- Prolactina no soro.
- Rastreio da síndrome antifosfolipídica através de anticorpos anticardiolipina (IgM, IgG).
- A glicose em jejum e a insulina em jejum para ambos os grupos (grupo caso e grupo controlo) utilizaram estes testes para calcular o HOMA-IR utilizando a seguinte fórmula:[55] HOMA - IR = GJ (mgZdi)xFI (mIU/ml) /405.

HOMA-IR:
Normal < 3
Moderado 3-5
Gravidade > 5

O procedimento da auditoria:

(5) ml de sangue venoso foram colhidos de ambos os grupos após um jejum de 8 horas para medir a glucose e a insulina em jejum e colocados num tubo simples (seco), depois centrifugados durante cinco minutos e o soro separado de toda a amostra.

Foi retirado um ml para a medição da glucose em jejum no soro, utilizando um espetrofotómetro (de acordo com a OMS).

(74-100 mg/dL) (4,1 - 5,6 mmol/L) é considerada glicemia de jejum normal.

> 100 mg/dL (> 5,6 mmol/L) são considerados valores elevados de glicemia em

jejum.

Um nível de glicose em jejum superior a 126 mg/dl (7 mmol/L) em dois níveis de teste diferentes é considerado diabético.

Para a medição da insulina em jejum, foram colhidos dois ml de soro através do método de imunoensaio, utilizando um dispositivo denominado (TOSHO AIA 360) (de acordo com a OMS). O valor normal da insulina em jejum (2-25 mIU/ml).[56]

- Exame de ultra-sons :

O exame U/S transvaginal ou transabdominal foi efectuado em todos os casos tratados no serviço de urgência e na clínica de ambulatório. O exame foi efectuado com uma sonda transvaginal de (5 - 9) MHz e uma sonda transabdominal de (3-5) MHz com um Philips HD 11 XE (Japão). Estes exames foram realizados para excluir a gravidez e as anomalias congénitas do útero utilizando a ecografia tridimensional.

Análise estatística:

A análise estatística foi efectuada com recurso ao SPSS (Statistical Package for the Social Sciences) versão 20. As variáveis categóricas foram apresentadas como frequências e percentagens. As variáveis contínuas foram apresentadas como (média ± DP). ^{2}O teste do qui-quadrado de Pearson (X) foi utilizado para determinar a relação entre as variáveis categóricas. O coeficiente de correlação de Pearson foi utilizado para determinar a correlação entre duas variáveis contínuas. Um valor de $P \leq 0,05$ foi considerado significativo.

CAPÍTULO 3 RESULTADOS

Na (Fig. 3.1), a idade média dos casos e do grupo de controlo como um todo era de (28,54±6,65) anos, (50,0%) dos casos tinham entre 20-30 anos de idade, enquanto (40%) do grupo de controlo tinham entre 20-30 anos de idade. Não existe diferença estatística na idade entre os dois grupos (casos e controlos).

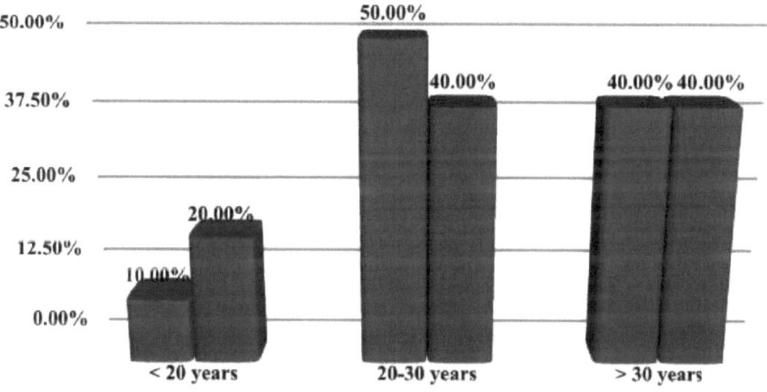

Figura 3.1: Distribuição das pacientes com perda recorrente da gravidez e do grupo de controlo por idade.

Na (Fig. 3.2), (92,5%) dos casos eram nulíparas, enquanto todos os grupos de controlo eram pardos. Existe uma diferença estatística na paridade entre os grupos de casos e de controlo.

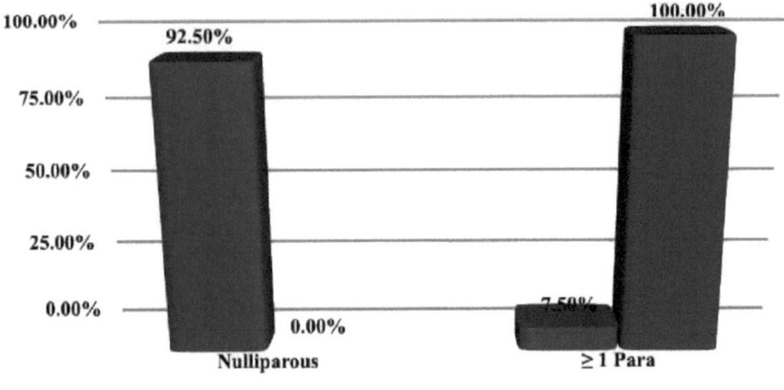

Figura 3.2: Distribuição das pacientes com perdas gestacionais recorrentes e do grupo de controlo por paridade.

Na Tabela (3.1): 21 (52,5%) de 40 mulheres tiveram 2 abortos, 20 (50,0%) de 40 mulheres tiveram abortos incompletos, a maioria das pacientes 24 (80%) tiveram aborto no primeiro trimestre e 14 (51,8%) tiveram aborto medicamentoso.

Tabela 3.1 Distribuição das pacientes com perda recorrente da gravidez por número, tipo, momento e métodos de aborto.

Variable	Frequency (%)
No. of abortion	
2 abortions	21 (52.5)
3 abortions	15 (37.5)
≥ 4 abortions	4 (10.0)
Type of abortion	
Complete	13 (32.5)
Incomplete	20 (50.0)
Missed	7 (17.5)
Time of abortion	
1st Trimester	24 (80.0)
2nd Trimester	16 (20.0)
Termination of pregnancy	
Medical termination	14 (51.8)
Surgical termination	13 (48.2)

Tabela (3.2): Houve uma diferença significativa entre as pacientes com perda recorrente da gravidez e o grupo de controlo em termos de paridade e IMC; as pacientes com perda recorrente da gravidez tinham (14) vezes mais probabilidade de serem nulíparas, enquanto as pacientes com perda recorrente da gravidez tinham (8) vezes mais probabilidade de serem obesas, p ≤ 0,05.

Tabela 3.2: Comparação das pacientes com perda recorrente da gravidez e do grupo de controlo de acordo com as caraterísticas demográficas.

Variable	Study Groups				
	Patients with recurrent pregnancy loss (%)	Control Group (%)	X^2	P value	OR (95% C.I)
Age					
Mean ±SD	27.72± 6.00	29.35±7.22			
Range	19-39	18-41			
< 20 years**	4 (10.0)	8 (20.0)			
20-30 years	20 (50.0)	16 (40.0)	1.778	0.411	0.40 (8.10-1.57)
> 30 years	16 (40.0)	16 (40.0)	0.961	0.327	0.50 (0.12-1.99)
Parity					
Nulliparous	37 (92.5)	0 (0.0)	**35.208**	**<0.001***	**14.33 (4.81-42.69)**
≥ 1 Para	3 (7.5)	40 (100.0)			
BMI kg/m²					
Mean ±SD	28.45±2.96	26.33± 1.97			
18.5-24.9 **	4 (10.0)	11 (27.5)			
25-29.9	23 (57.5)	25 (62.5)	2.030	0.154	2.53 (0.71-9.07)
> 30	13 (32.5)	4 (10.0)	**7.183**	**0.007***	8.94 (1.80-44.34)

1 Grupo de referência para comparação com outros grupos.

Tabela (3.3): Verificaram-se diferenças significativas entre as doentes com perda de gravidez recorrente e o grupo de controlo em termos de insulina em jejum e HOMA-IR; as doentes com perda de gravidez recorrente têm quatro vezes mais probabilidades de ter um nível elevado de insulina em jejum; as doentes com perda de gravidez recorrente têm 30 vezes mais probabilidades de ter um HOMA-IR grave. $p \leq 0,05$.

Tabela 3.3: Comparação da perda de gravidez recorrente e controlo por insulina em jejum, glicose em jejum e HOMA-IR.

Variable	Study Groups: Patients with recurrent pregnancy loss (%)	Study Groups: Control group (%)	X^2	P value	OR (95% C.I.)
Fasting insulin					
Mean ±SD	20.92± 8.21	6.37±0.86			
2-25 mIU/L	11 (27.5)%	40 (100.0)%	**4.636**	**<0.001***	**4.64 (2.75-7.82)**
> 25 mIU/L	29 (72.5)%	0 (0.0)%			
Fasting glucose					
Mean ±SD	102.34± 12.66	88.49 ±13.91			
74-100 mg/dL	24 (60.0)%	30 (75.0)%	2.051	0.152	0.50 (0.19-1.30)
> 100 mg/dL	16 (40.0)%	10 (25.0)%			
HOMA-IR					
Mean ±SD	5.28±2.37	1.96± 0.50			
Normal < 3**	6 (15.0)%	37 (92.5)%			
Moderate 3-5	15 (37.5)%	3 (7.5)%	0.203	0.899	0.72 (0.13-1.11)
Severe > 5	19 (47.5)%	0(0.0)%	**19.800**	**<0.001***	**30.83 (6.81-139.60)**

1 Grupo de referência para comparação com outros grupos.

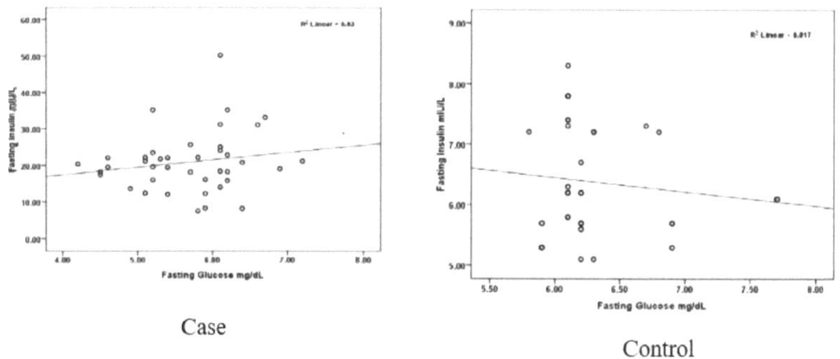

Figura 3.3: Correlação da insulina em jejum e da glicemia em jejum em doentes com perda recorrente da gravidez e grupos de controlo.

Na Fig. (3.3): Não se registou uma correlação significativa entre a insulina em jejum e

glicose em jejum tanto no grupo de casos como no grupo de controlo.

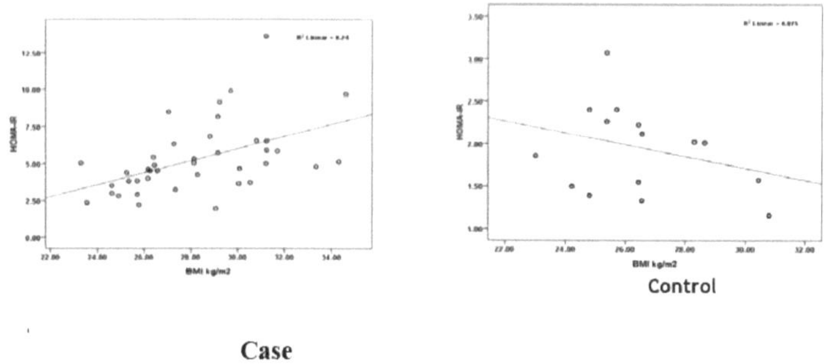

Figura 3.4: Correlação do HOMA-IR com o IMC em pacientes com perda recorrente da gravidez e grupos de controlo.

Na Fig. (3.4): Verificou-se uma ligeira correlação significativa entre o HOMA-IR e o IMC em doentes com perda de gravidez recorrente.

CAPÍTULO 4 DEBATE

Discussão

O presente estudo teve como objetivo investigar a relação entre insulina em jejum elevada, glicemia em jejum e resistência à insulina (RI) em doentes com perda de gravidez recorrente inexplicada. A RI foi avaliada utilizando o índice HOMA-IR. O HOMA-IR é um método menos dispendioso, menos invasivo, facilmente repetível e adequado a grupos de doentes maiores.(57)

Neste estudo, não há diferença significativa na idade de ambos os grupos (caso e controlo), (50%) do grupo caso tinham entre (20-30) anos e (40%) do grupo controlo tinham entre (20-30) anos. Este resultado é consistente com o resultado do estudo de Corina-Alina Ispasiou, et al. 2013.(57) Verificaram que não havia diferença significativa na idade média entre os casos e os grupos de controlo.

Quanto ao IMC, existem diferenças significativas no IMC entre os grupos de casos e de controlo no estudo, os doentes com RPL têm (8) vezes mais probabilidades de serem obesos (p-valor 0,007) porque a maioria das mulheres iraquianas são obesas, o que também pode ser devido à relação entre obesidade e RI, como se mostra na Tabela (3.5), em que se verificou uma correlação significativa entre o HOMA-IR e o IMC nos doentes, este resultado é contrário ao resultado de Yunhui Wang, et al. 2011. Estes autores mostraram que não existe uma diferença significativa no IMC entre os casos e os grupos de controlo porque as mulheres chinesas não são obesas.(48)

No que respeita à paridade, existem diferenças significativas entre os dois grupos neste estudo. As pacientes com RPL têm 14 vezes mais probabilidades de não terem paridade (p-value <0,001) porque têm uma história obstétrica pobre e vão a investigações por RPL, enquanto o grupo de controlo é saudável e não tem factores predisponentes para aborto.

Neste estudo, não se verificaram diferenças significativas na glicemia em jejum entre os grupos de casos e de controlo (p-value 0,152).

Este resultado contrasta com o de Corina-Alina Ispasoiu, et al. (2013), que verificaram que a glicemia em jejum era significativamente mais elevada no grupo de controlo (85,6 vs. 79,8 p<0,01).[57]

A IR no fígado e nos tecidos circundantes (por exemplo, músculo e tecido adiposo) apresenta geralmente um "fenómeno de separação".[58] No fígado, o fenómeno da IR manifesta-se principalmente como uma glicemia de jejum elevada, enquanto nos tecidos circundantes se manifesta como uma glicemia pós-prandial elevada após uma carga de glicose. O valor HOMA-IR estima a sensibilidade global à insulina de uma pessoa através da sensibilidade à insulina do fígado, que reflecte principalmente o grau de RI no estado de jejum. A maioria dos doentes do nosso estudo apresentava níveis normais de glucose em jejum.

Neste estudo, 24 de 40 doentes (60 %) tinham uma GF normal, enquanto 16 (40) % tinham uma GF elevada (>100 mg/dL).

No presente estudo, existe uma diferença significativa na insulina em jejum entre os grupos de casos e de controlo, uma vez que os doentes com RPL têm quatro vezes mais probabilidades de ter um valor elevado de insulina em jejum (72,5% versus zero) (p <0,001). Este resultado é consistente com o resultado do estudo de Kotanaie Maryam, et al. de 2012.[59]

Estes autores mostraram que a frequência de doentes com níveis elevados de insulina em jejum foi significativamente maior no grupo de casos do que no grupo de controlo (22,45% versus 6,21%), (p = 0,0119).

[60]Craig et al. selecionaram 74 mulheres não grávidas com uma história de aborto recorrente e determinaram os seus níveis de FG e FI. Esses autores encontraram um aumento na incidência de RI nessa população de pacientes. [61]Li et al. realizaram um estudo de coorte com 107 pacientes que tinham recebido tratamento de reprodução assistida e verificaram que a RI pode ser um fator de

risco para aborto espontâneo, independentemente da SOP e da obesidade. [62][60] Diejomaoh et al. efectuaram o mesmo teste que Craig et al. em 35 indivíduos que tinham sofrido três abortos espontâneos consecutivos. Os resultados mostraram que, embora os valores de FG e FI e a proporção de RI fossem mais elevados no grupo de observação do que no grupo de controlo, as diferenças não eram estatisticamente significativas.

No presente estudo, as pacientes com perda gestacional recorrente tinham 30 vezes mais probabilidade de ter um escore HOMA-IR grave ($p < 0,001$). Esse resultado está de acordo com os achados de Corina-Alina Ispasiou, et al. de 2013. Estes autores mostraram que o HOMA-IR era significativamente mais elevado no grupo dos casos (2,98 versus 2,69, $p<0,05$).[57]

Os resultados do nosso estudo apoiam a ideia de que a RI pode estar envolvida na etiologia da perda recorrente da gravidez. Neste estudo, os níveis de FI e HOMA-IR foram significativamente mais elevados no grupo de casos, sugerindo que não só a RI mas também a hiperinsulinémia podem ter um impacto negativo no resultado da gravidez.

gravidez. Os resultados foram consistentes com os de Craig et al. No seu estudo, estes autores encontraram um aumento da prevalência de IR em mulheres com pelo menos duas perdas de gravidez no passado.[60]

Li H, Gong Y, et al. A integração da IR do fígado e dos tecidos periféricos pode proporcionar uma melhor avaliação do grau de IR sistémica. O HOMA-IR pode avaliar melhor a IR, incluindo as caraterísticas individuais do metabolismo anormal da glucose.[63]

Todas as mulheres do grupo de doentes não tinham SOP, o que sugere que a história de abortos recorrentes está relacionada com a IR e não necessariamente com a SOP. Por outro lado, verificou-se que as pacientes com SOP tinham uma incidência aumentada de IR.

Em doentes com SOP ou IR, a toma de medicamentos sensibilizadores da insulina, como a metformina, pode reduzir significativamente a taxa de abortos espontâneos. Jakubowicz et al. descobriram que a toma de metformina numa dose diária de 1000-2000 mg na altura da conceção e durante a gravidez pode reduzir a taxa de abortos espontâneos de 42-73% para 9-10%.[(64)]

CAPÍTULO 5 CONCLUSÕES
Conclusões

- Este estudo mostrou que o FI e o IR são mais elevados em mulheres com perda recorrente inexplicável de gravidez do que em mulheres sem perda recorrente de gravidez.
- Existe uma correlação entre as pacientes com perda de gravidez recorrente inexplicável e a obesidade, com o valor de HOMA-IR a aumentar significativamente com o aumento do IMC.
- A maioria dos doentes com RPL tem uma glicemia em jejum normal.

CAPÍTULO 6
Recomendações

• Em pacientes com história de perdas repetidas de gravidez, podem ser recomendados os seguintes exames: Glicose em jejum e insulina em jejum para medir a resistência à insulina.

• Uma vez que alguns doentes com IR podem ter SOP não diagnosticada, os doentes com RPL com IR devem ser aconselhados a realizar mais investigações para excluir a possibilidade de SOP, por exemplo, níveis de androgénios e ecografia transvaginal.

• Aconselhamento de mulheres obesas sobre a perda de peso através de alterações do estilo de vida (dieta, exercício ou medicação para perda de peso), uma vez que existe uma ligação entre a IR e a obesidade.

Referências

1 Katz VL. Lentz GM, Lobo RA, Gershenson DM, eds. Spontaneous and recurrent abortion: aetiology, diagnosis, treatment (Aborto espontâneo e recorrente: etiologia, diagnóstico, tratamento). Comprehensive Gynaecology. 6ª ed. 2012;cap 16.

2 Eyal K. Sheiner.definição de aborto espontâneo pela OMS . Hemorragia na gravidez: um guia completo ;Springer Science & Business Media.2011; Jun 23:26.

3 . Royal College of Obstetricians and Gynaecologists (Colégio Real de Obstetras e Ginecologistas). Definição de Misciarrage Green-top Guideline. abril de 2011; n.º 17.

4 Kleinhaus K, Perrin M, Friedlander Y, Paltiel O, Malaspina D, Harlap S. "Paternal Age and Spontaneous Abortion" (Idade paterna e aborto espontâneo). Obstetrics & Gynecology.2006 ;108 (2):369-77 .

5 Ammon Avalos L, Galindo C, Li DK . "Uma revisão sistemática sobre o cálculo das taxas de aborto espontâneo utilizando a análise do tempo de vida". Investigação sobre defeitos congénitos. Parte A, Teratologia clínica e molecular.2012; 94 (6): 417-23.

6 Slama R, Bouyer J, Windham G, Fenster L, Werwatz A, Swan SH. "Influência da idade paterna no risco de aborto espontâneo". American Journal of Epidemiology.2005;161 (9): 816-23 .

7 Simpson JL, Jauniaux ERM. Perda de gravidez. Obstetrícia: Gravidez normal e problemática. 6ª ed.2012;cap 26.

8 Schorge, John O. Síndrome de Asherman. Williams Gynecology, Segunda Edição. 2012;cap 6; 171-181.

9 Royal College of Obstetricians and Gynaecologists. Investigação e tratamento de casais com aborto recorrente. Diretrizes Green-top.2003; No. 17.

10 Bhattacharya S,Townend J,Bhattacharya S.Recurrent miscarriage:are three miscarriages one too many?Analysis of a Scottish population-based database of 151021 pregnancies.Eur J Obstet Gynecol Reprod Biol .2010;150:24-27.

11 . Edmonds D, Wiley J, e Sons. Epidemiologia do aborto recorrente. Dewhurt's Textbook of Obstetrics &Gynecology ,Eighth Edition.2012;Chap 7 : 60-62.

12 Quenby SM, Farguharson RG. Previsão de aborto recorrente: o que é importante? Obstet Gynecol .1993;82:132-138.

13 Metwally M, Saravelos SH, Ledger WL, Li TC. Índice de massa corporal e risco de aborto espontâneo em mulheres com abortos recorrentes. Fertil Steril .2012; 94:290-295.

14 Holly B. Ford, Danny J. Schust, . Perda recorrente da gravidez: etiologia, diagnóstico e tratamento. Revisões em Obstetrícia e Ginecologia .2009 ;Vol. 2; No. 2.

15 Habayeb OM, Konje JC. A clínica one-stop de aborto recorrente: uma avaliação da sua eficácia e resultados. Hum Reprod.2004;19:2952-2958.

16 Royal College of Obstetricians and Gynaecologists (Colégio Real de Obstetras e Ginecologistas). The investigation and treatment of couples with recurrent first-trimester and second-trimester miscarriage.2011; abril (último acesso em 20 de janeiro de 2014).

17 Clifford K, Rai R, Watson H, et al. Um protocolo informativo para a investigação de aborto recorrente: experiência preliminar com 500 casos

consecutivos. Hum Reprod .1994;9:1328-1332.

18 Stephenson MD, Sierra S. Reproductive outcomes in repeated pregnancy loss associated with a parental carrier of a structural chromosomal rearrangement. Hum Reprod .2006;21:1076-1082.

19 Hogge WA, Byrnes AL, Lanasa MC, et al. A utilização clínica da cariotipagem de abortos espontâneos. Am J Obstet Gynecol .2003; 189:397-400.

20 Ogasawara M, Aoki K, Okada S, et al. Cariótipo embrionário de abortos espontâneos em relação ao número de abortos anteriores. Fertil Steril. .2000;73:300-304.

21 Pasquier E, Bohec C, De Saint Martin L, et al. Fortes provas de que a inativação do cromossoma X oblíquo não está associada à perda recorrente de gravidez: um estudo de caso-controlo emparelhado. Hum Reprod..2007; 22:2829-2833.

22 Lanasa MC, Hogge WA, Kubik CJ, Ness RB, Harger J, Nagel T, Prosen T, Markovic N. Uma nova causa genética ligada ao cromossoma X de aborto espontâneo recorrente. Am J Obstet Gynecol.2001;185:563-568

23 . Lin PC. Resultados reprodutivos em mulheres com anomalias uterinas. J Women's Health.2004; 13:33-39.

24 Chan YY, Jayaprakasan K, Zamora J, et al. A prevalência de anomalias uterinas congénitas em populações não selecionadas e de alto risco: uma revisão sistemática. Hum Reprod Update.2011;17:761-771.

25 Lidegaard O. Cervical insufficiency and cerclage in Denmark 1980-1990. A register-based epidemiological survey. Ata Obstet Gynecol Scand. 1994;73:35-8.

26 Romero R, Gonzalez R, Sepulveda W, et al. Infeção e parto: VIII. Invasão microbiana da cavidade amniótica em pacientes com presumível insuficiência cervical: prevalência e significado clínico. Am J Obstet Gynecol .1992;167:1086-91.

27 . Hooker, A. B.; Lemmers, M.; Thurkow, A. L.; Heymans, M. W.; Opmeer, B. C.; Brolmann, H. A. M.; Mol, B. W.; Huirne, J. A. F. . "Revisão sistemática e meta-análise de aderências intra-uterinas após aborto espontâneo: prevalência, fatores de risco e resultado reprodutivo a longo prazo". Atualização em Reprodução Humana.2013; 20 (2): 262.

28 . Edmonds D, Wiley J, e Sons. Tumor. Dewhurt's Textbook of Obstetrics &Gynecology ,seventh Edition.2007;Chap 56 ;638.

29 Arredondo F,Noble LS .Endocrinology of recurrent pregnancy loss.Semin Reprod Med.2006;24:33-39.

30 Dosiou C, Giudice LC .Natural killer cells in pregnancy and recurrent pregnancy loss: endocrine and immunological perspectives .Endocr Rev . 2005;26:44-62.

31 Rai RS, Regan L, Clifford K, et al. Anticorpos antifosfolípidos e beta-2-glicoproteína-I em 500 mulheres com abortos espontâneos recorrentes: resultados de uma abordagem de rastreio abrangente. Hum Reprod.1995;10:2001-2005.

32 Jauniaux E, Farquharson RG, Christiansen OB, et al. Diretrizes baseadas em evidências para a investigação e tratamento médico do aborto recorrente. Hum Reprod. 2006 ;21:2216-2222.

33 Miyakis S, Lock shin MD, Atsumi T, et al. Declaração de consenso internacional sobre uma atualização dos critérios de classificação da síndrome

antifosfolipídica definitiva (APS). J Thromb Haemost. .2006;4:295-306.

34 Rey E, Kahn SR, David M, Shrier I. Thrombophilic disorders and foetal loss: a meta-analysis. Lancet.2003;361:901-908.

35 . Fauser B, Tarlatzis B, Rebar R, et al: "Consensus on women's health aspects of polycystic ovary syndrome (PCOS): the Amsterdam ESHRE/ASRM-Sponsored 3rd PCOS Consensus Workshop Group," Fertility and Sterility.2012 ;Vol. 9, No. 1, 28-38.

36 Consenso revisto de 2003 sobre os critérios de diagnóstico e os riscos para a saúde a longo prazo associados à síndrome dos ovários poliquísticos. Fertil Steril.2004; 81:19-25.

37 Glueck C J, Wang P, Goldenberg N, et al: "Pregnancy outcomes among women with polycystic ovary syndrome treated with metformin," Human Reproduction. 2002; Vol. 17, No. 11, 2858-2864.

38 . DeUgarte CM, Bartolucci A A, e Azziz R: "Prevalência da resistência à insulina na síndrome dos ovários poliquísticos utilizando o modelo de avaliação da homeostase," Fertility and Sterility.2005 ;Vol. 83, No. 5, 1454-1460.

39 Abalovich M, Gutierrez S, Alcaraz G, et al. Hipotiroidismo aberto e subclínico que complica a gravidez. Thyroid.2002;12:63-68.

40 Matovina M, Husnjak K, Milutin N, et al. Possible role of bacterial and viral infections in miscarriages. Fertil Steril.2004;81:662-669.

41 Gardella JR, Hill JA. Toxinas ambientais associadas à perda recorrente de gravidez. Semin Reprod Med .2000;18:407-424.

42 . Kim E. Barrett. Insulin.Ganong'sReview of Medical Physiology,Twenty-Third Edition.2010;Chap 21: 316-319.

43 Dinesh Puri, Glucose. Livro de Texto de Bioquímica Médica, Terceira Edição. 2011;Chap 2:20-24.

44 Mari A, Ahren B, Pacini G. Assessment of insulin secretion in relation to insulin resistance (Avaliação da secreção de insulina em relação à resistência à insulina). Curr Opin Clin Nutr Metab Care. Sep .2005;8(5):529-33.

45 . Kim JA, Wei Y, Sowers JR. O papel da disfunção mitocondrial na resistência à insulina. Circ Res'.2008; Feb 29;102(4):401-14.

46 Lee SH, Park SA, Ko SH, Yim HW, Ahn YB, Yoon KH, et al. A resistência à insulina e a inflamação podem desempenhar um papel adicional na associação entre a cistatina C e a doença cardiovascular em pacientes com diabetes mellitus tipo 2. Metabolism.2010;59(2): 241-6.

47 Reaven G, Abbasi F, McLaughlin T. Obesity, insulin resistance, and cardiovascular disease. Recent Prog Horm Res.2004;59:207-23.

48 . Wang Y, Zhao H, Li Y, et al: Relação entre aborto recorrente e resistência à insulina. Gynecol Obstet Invest .2011;72:245-251.

49 Jakubowicz D J, Essah P A, Seppala M, et al: "Reduced serum glycodelin and insulin-like growth fator-binding protein-1 in women with polycystic ovary syndrome during first trimester of pregnancy," Journal of Clinical Endocrinology and Metabolism.2004; Vol. 89, No. 2: 833-839.

50 . Nagaev I, M. Bokarewa, A. Tarkowski, e U. Smith, "Human resistin is a

systemic immune-derived proinflammatory cytokine targeting both leukocytes and adipocytes," PLoS ONE.2006;Vol. 1, No. 1, article e31.

51 Giudice L C: "Endométrio na SOP: implantação e predisposição para CA endócrino," Best Practice and Research.2006;vol. 20, no. 2: 235-244.

52 Meigs J B, Jacques P F, Selhub J, et al: "Fasting plasma homocysteine levels in the insulin resistance syndrome: the framingham offspring study," Diabetes Care. 2001;vol. 24, no. 8:1403-1410.

1 3.I. Quere, E. Mercier, H. Bellet, C. Janbon, P. Mares, e J.-C. Gris, "Vitamin Supplementation and pregnancy outcome in women with recurrent early pregnancy loss and hyperhomocysteinemia," Fertility and Sterility.2001; vol. 75, no. 4:823825.

54 . Michael Dansinger. Índice de Massa Corporal. National Institutes of Health, consultado em 28 de setembro de 2014.

55 Matthews DR, Hosker JP, Rudenski AS, Naylor BA, Treacher DF, Turner RC. Homeostasis model assessment: insulin resistance and beta-cell function from fasting plasma glucose and insulin concentrations . Diabetolgia. 1985 Jul;28(7): 412-9.

56 . Carl A. Burtis, Edward R. Ashwood, David E. Bruns. Informações de referência para o laboratório clínico.Tietz Textbook of Clinical Chemistry and Molecular Diagnostics .2012;Chap 60 :2149-2154.

57 . Ispasoiu C, Chicea R, Stamatian F, et al: Níveis elevados de insulina em jejum e resistência à insulina podem estar ligados à perda de gravidez recorrente idiopática: um estudo de caso-controlo: International Journal of Endocrinology, 25 de novembro de 2013.

58 Matsuda M, DeFronzo RA. Índice de sensibilidade à insulina a partir do teste oral de tolerância à glucose. Comparação com a pinça de insulina euglicémica. Diabetes Care. 1999;22: 1462-1470.

59 . Maryam K, Bouzari1Z, Basirat Z, et al: A comparação da frequência da resistência à insulina em pacientes com perda de gravidez precoce recorrente com indivíduos normais. BMC Research Notes. 2012; 5:133.

60 Craig LB, Ke RW, Kutteh WH: Aumento da prevalência de resistência à insulina em mulheres com história de perda recorrente de gravidez. Fertil Steril .2002;78:487-490.

61 Li T, Huan S, Qun L, et al: A resistência à insulina aumenta o risco de aborto espontâneo após tratamento com tecnologia de reprodução assistida. J Clin Endocrin Metab. 2007;92:1430- 1433.

62 Diejomaoh M, Jirous J, Azemi M, et al: Insulin resistance in women with recurrent spontaneous miscarriages of unknown aetiology (Resistência à insulina em mulheres com abortos espontâneos recorrentes de etiologia desconhecida). J Med Princ Pract. 2007;16:114-118.

63 Li H, Gong Y, Jia W, et al: A exatidão de três índices simples de sensibilidade à insulina em doentes com tolerância à glicose diminuída. Chin J Hypertens. 2004;12:204-206.

64 Jakubowicz DJ, Iuorno MJ, Jakubowicz S, et al. Effects of metformin on early pregnancy loss in the polycystic ovary syndrome. J Clin Endocrinol Metab. 2002;87:524-529.

Índice

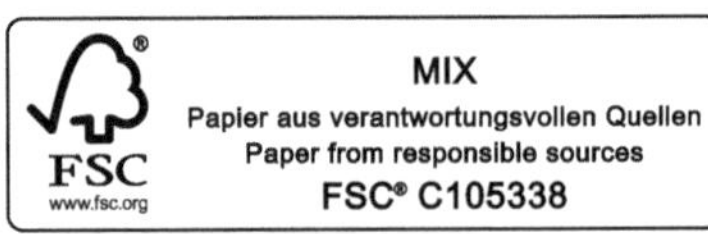

Printed by Books on Demand GmbH, Norderstedt / Germany